Amel Ben Hamad
Nadia Kolsi
Rania Gargouri

CARDIOMIOPATIA HIPERTRÓFICA EM RECÉM-NASCIDOS E DIABETES MATERNA

Amel Ben Hamad
Nadia Kolsi
Rania Gargouri

CARDIOMIOPATIA HIPERTRÓFICA EM RECÉM-NASCIDOS E DIABETES MATERNA

ScienciaScripts

Imprint

Any brand names and product names mentioned in this book are subject to trademark, brand or patent protection and are trademarks or registered trademarks of their respective holders. The use of brand names, product names, common names, trade names, product descriptions etc. even without a particular marking in this work is in no way to be construed to mean that such names may be regarded as unrestricted in respect of trademark and brand protection legislation and could thus be used by anyone.

Cover image: www.ingimage.com

This book is a translation from the original published under ISBN 978-620-6-72199-4.

Publisher:
Sciencia Scripts
is a trademark of
Dodo Books Indian Ocean Ltd. and OmniScriptum S.R.L publishing group

120 High Road, East Finchley, London, N2 9ED, United Kingdom
Str. Armeneasca 28/1, office 1, Chisinau MD-2012, Republic of Moldova, Europe
Printed at: see last page
ISBN: 978-620-8-09033-3

PLANO

INTRODUÇÃO

Os recém-nascidos de mães diabéticas (NNMD) representam um grupo de recém-nascidos de alto risco, com uma maior incidência de morbilidade e mortalidade perinatal. A taxa de mortalidade está estimada em 13,9/1000 nados vivos, em comparação com 7/1000 nados vivos para os bebés nascidos de mães não diabéticas. Os NNMD têm também uma taxa mais elevada de admissão nos cuidados intensivos (10% em comparação com 3%) (1).

Estes recém-nascidos correm um risco acrescido de macrossomia, hipoglicemia, hipocalcemia, anomalias cardiovasculares e síndrome de dificuldade respiratória. Cerca de 3-6% dos RNMD sofrem de anomalias cardiovasculares. A cardiomiopatia hipertrófica (CMH) é a doença cardíaca mais comum, sendo responsável por 40% das anomalias cardiovasculares (2). A sua incidência, frequentemente subestimada devido à frequência de formas assintomáticas, varia entre 30% e 40% (3).

A CMH NNMD caracteriza-se por uma hipertrofia desproporcionada do coração: hipertrofia do septo interventricular (SIV) e das paredes ventriculares livres. A histologia do miocárdio mostra hipertrofia das fibras musculares com aumento da massa dos núcleos do miocárdio e do sarcoplasma (4).

Esta forma particular de MHC é induzida principalmente pelo hiperinsulinismo fetal secundário à hiperglicemia materna. Manifesta-se por hipertrofia cardíaca, afectando preferencialmente o SIV devido ao seu elevado teor de receptores de insulina (5).

As manifestações da MCH podem variar consideravelmente, desde um simples achado ecocardiográfico sem significado clínico particular, até à insuficiência cardíaca congestiva devido à obstrução da via de ejeção do ventrículo esquerdo. Qualquer que seja a sua gravidade, a hipertrofia cardíaca é transitória, com resolução ecocardiográfica por volta dos seis meses de idade em todos os casos (6).

Vários estudos sugeriram que a manutenção de um controlo rigoroso da glicemia materna pode reduzir a incidência de anomalias cardiovasculares. Foi observado um efeito benéfico na incidência de defeitos cardíacos congénitos. No entanto, parece que o controlo rigoroso dos níveis de glicose no sangue não tem um efeito significativo no desenvolvimento da CMH (HCM). Isto sugere que a monitorização cardíaca rigorosa do feto durante gravidezes complicadas por diabetes materna pode ser essencial para prevenir complicações perinatais graves (7).

IMPACTO

1. Incidência

A CMH é a doença cardíaca mais comum nos RNMD. A sua incidência permanece incerta, uma vez que é assintomática na maioria dos casos, e a ecografia cardíaca é geralmente realizada apenas se houver um sinal clínico (17). De acordo com a maioria dos autores, a CMH da MNMD afecta 75% dos fetos in utero e 10 a 71% dos recém-nascidos, com uma incidência média estimada de 30% (18,19) (Tabela LIX). Vela-huerta et al (20) compararam NNMD de termo com recém-nascidos de termo de mães não diabéticas no México entre julho de 2015 e março de 2016. A ecocardiografia bidimensional foi realizada dentro de 24 horas após o nascimento. A hipertrofia septal assimétrica estava presente apenas em NNMDs (50% versus 0%). A espessura do SIV e o rácio SIV/PPVG também foram significativamente superiores no primeiro grupo.Vela e Huerta et al (1) também realizaram um estudo entre janeiro e dezembro de 1997. Foram incluídos 80 RNMD (grupo A) e 85 recém-nascidos macrossómicos de mães não diabéticas (grupo B). Como grupo de controlo (grupo C), foram estudados 85 recém-nascidos saudáveis eutróficos nascidos de termo. A CMH estava presente em 33 recém-nascidos (38,8%) do grupo A, em 6 recém-nascidos (7,1%) do grupo B e em nenhum recém-nascido do grupo C. Estas diferenças foram estatisticamente significativas.

Tabela I: Incidência de cardiomiopatia hipertrófica em recém-nascidos de mães diabéticas de acordo com séries da literatura

série	Anos	País	Número de casos	Caso de cardiomiopatia hipertrófica
Bogo et al. (21)	2018	Brasil	48	3 (6%)
Vela-huerta México et al (20)	2015-2016		38	19 (50%)
Até 2009- et al (22)	Hăşmăşanu	Roménia 2012	35	10 (28,57%)
Russell e Irlanda al.(3)	2008		26	5 (22%)
El-GanzouryEgipto 2008 et al (23)	2007-		69	30 (43,5%)
Ben Hamida Feno (11)	2006	Tunísia	33	18 (54%)
Abu-Sulaiman e Saudi al.(24)	2000-2001	Arábia-	100	38 (38%)
Vela Huerta et al (1)	1997	México	80	33 (38,8%)
Jeaggi et al. (25)	1994-1996	Canadá	45	15 (33%)

CARACTERÍSTICAS

2. Caraterísticas

2.1.Idade materna

As mulheres grávidas com diabetes tipo 2 ou DMG tendem a ser mais velhas. Na Austrália, entre as mulheres com diabetes que deram à luz entre 2005 e 2008, o padrão de idade materna foi de 30-34 anos. As mulheres que deram à luz com DMG e as que tinham PPG tinham maior probabilidade de serem mais velhas (30 anos ou mais) do que as mulheres que deram à luz sem diabetes (70%, 65% e 54%, respetivamente). Cerca de 71% das mães com diabetes de tipo 2 ou DMG tinham 30 anos ou mais, em comparação com cerca de 55% das mães com diabetes de tipo 1 ou sem diabetes durante a gravidez (26).

2.2.Paridade

Na Austrália, as mulheres com diabetes gestacional (59%) tinham mais probabilidades de ser multíparas do que as mulheres com diabetes gestacional (56%). As mães com diabetes gestacional tinham menos probabilidades de serem multíparas do que as mães sem diabetes (58%) (26).

2.3.Peso materno

De acordo com as tendências da população em geral, a taxa e a gravidade da obesidade materna aumentaram nos últimos anos (27). Nos países europeus, entre 7% e 25% das futuras mães têm excesso de peso (28). Nos Estados Unidos, apenas 45% das mães têm um peso normal quando engravidam (29).
A obesidade materna é um fator de risco para o desenvolvimento de DMG e diabetes tipo 2 (27).

2.4. Morbilidade materna

2.4.1. Diabetes materna

A diabetes materna pode ser pré-gestacional, diagnosticada antes da gravidez (diabetes tipo 1 ou tipo 2), ou gestacional, diagnosticada durante a gravidez (30). É uma condição frequentemente encontrada durante a gravidez, com uma incidência estimada de 7%. A DMG dependente de insulina afecta 0,5 a 2% das gravidezes, enquanto a DMG afecta aproximadamente 1,2 a 7,2% (18,31). De acordo com o relatório da Organização Mundial de Saúde de 2016 sobre a diabetes, a prevalência da diabetes duplicou nas últimas quatro décadas, com uma diminuição da idade de início da doença (32). A Federação Internacional de Diabetes estimou que 20,9 milhões, ou 16,2%, dos recém-nascidos nascidos em 2015 foram expostos a alguma forma de hiperglicemia materna durante a gravidez. Na Noruega, entre 1994 e 2009, 5618 (0,61%) dos 914427 nascimentos registados (nados-vivos, nados-mortos, gravidezes interrompidas) foram complicados por diabetes gestacional e 9726 (1,06%) por diabetes gestacional (33). Na Austrália, entre 2005 e 2007, mais de 5% das gravidezes foram complicadas pela diabetes. Menos de 1% das mães tinham diabetes gestacional e cerca de 5% tinham diabetes gestacional (26). Nos Estados Unidos, a diabetes mellitus complica atualmente cerca de 10% de todas as gravidezes (34). Num grande estudo realizado na Califórnia, a incidência de GDM aumentou de 1,3% em 1999 para 1,82% em 2005 (35). Na mesma coorte, a DMG afectou 7,5% das gravidezes em 1999 e 7,4% em 2005.

➢ **Diabetes pré-gestacional**

A incidência de GDM está a aumentar devido à epidemia de obesidade infantil. Quando as crianças obesas atingem a idade fértil, cada vez mais mulheres são diagnosticadas com diabetes tipo 2 antes da gravidez (3,31).

➢ **Diabetes gestacional**

A DMG foi definida como qualquer grau de intolerância à glucose que aparece pela primeira vez ou é reconhecida durante a gravidez. Por conseguinte, o diagnóstico de DMG inclui tanto uma anomalia de intolerância à glucose não diagnosticada antes da gravidez como a intolerância à glucose relacionada com a gravidez que desaparece após o parto. No entanto, um diagnóstico definitivo só pode ser efectuado no período pós-parto (8).

A prevalência do DMG tem aumentado em todo o mundo. Estima-se que a incidência se situe entre 2 e 6%. Varia de país para país, e pode atingir 20% em determinadas populações (36,37). A nível mundial, a incidência varia entre 3 e 14%, e entre 3 e 5% na América do Norte, Europa e Austrália (26). Em França, estima-se que se situe entre 6 e 7%, de acordo com o inquérito perinatal de 2010 (38). Uma meta-análise recente realizada na Índia mostrou que a prevalência média de DMG é de 10,1%, com uma tendência ascendente de 0,53% para 27,3% (39,40).

3. Gravidez e parto

3.1.Acompanhamento da gravidez

3.1.1. Ecografia obstétrica pré-natal

A gravidez em mulheres diabéticas é frequentemente complicada por hidrâmnios. Na nossa série, o hidrâmnio foi observado em 32% das mães. Na literatura, foi observada uma associação entre o fluxo sanguíneo no canal arterial e a função cardíaca (41). Valores aumentados do índice de pulsatilidade e a ausência ou reversão do fluxo no canal arterial durante a contração atrial têm sido correlacionados com resultados desfavoráveis da gravidez (42). Zielinsky et al (43) estudaram 56 fetos de mães diabéticas, 20 dos quais tinham CMH, e 53 fetos saudáveis de mães não diabéticas. Os fetos com hipertrofia septal tinham um índice de pulsatilidade significativamente mais elevado do que os fetos sem hipertrofia e os fetos de controlo de mães não diabéticas.

3.1.2. Ecografia cardíaca fetal

3.1.2.1. Interesse técnico e

A ultrassonografia cardíaca fetal é uma ferramenta de rastreamento não-invasiva, acessível e precisa, amplamente utilizada para avaliar a estrutura e a função cardíacas (44,45). A ecografia cardíaca fetal, incluindo o corte transversal das quatro câmaras do coração, o corte transversal do trato de ejeção e o corte transversal dos três vasos e da traqueia, faz parte do rastreio anatómico de rotina. A avaliação cardíaca em mães diabéticas deve incluir também o situs visceral. atrial, forame oval, conexões venosas sistémicas e pulmonares, conexões atrioventriculares e ventriculoarteriais, arcos aórticos e veias cavas superior e inferior, com e sem mapeamento a cores (46). Convencionalmente, a ultrassonografia do coração fetal é geralmente realizada para populações de alto risco durante a ultrassonografia morfológica entre 18ème e 22ème semanas de amenorréia. Entretanto, com os avanços da tecnologia ultra-sonográfica e a crescente experiência com a ultrassonografia do coração fetal, o final do primeiro trimestre tem sido reconhecido como um momento plausível para a realização desse exame (46,47). As vias transabdominal e transvaginal são os métodos mais recomendados (48). As cardiomiopatias fetais podem ser analisadas por meio do estudo da contração atrial e ventricular, utilizando-se a ecocardiografia em modo B e M.

3.1.2.2. Anomalias detectadas

As manifestações in-utero da hipertrofia miocárdica nem sempre são marcantes. No entanto, a hipertrofia é facilmente detectada pelo ecocardiograma fetal padrão, geralmente pela comparação da espessura do SIV com os nomogramas estabelecidos: um aumento da espessura parietal acima de 97,5% dos valores normais para a idade gestacional (49,50).

A hipertrofia do SIV com valores maiores que 2 DS é predominante em todas as idades gestacionais (Figura 37). A função cardíaca é prejudicada entre 24 e 27 semanas de gestação (44). Entretanto, a CMH pode não aparecer até o último trimestre da gestação, sem necessariamente alterar a função miocárdica (21).

A disfunção diastólica em fetos de mães diabéticas coexiste frequentemente com um aumento da espessura da parede ventricular (51). No entanto, pode preceder a hipertrofia miocárdica (50) ou ser completamente independente desta (52).

O índice de desempenho do miocárdio, entre as 27ème e as 40ème semanas de amenorreia, nos fetos de mães diabéticas é significativamente mais elevado do que nos de mães não diabéticas. Este facto deve-se provavelmente a um desempenho miocárdico prejudicado no final da gravidez e a alterações na maturação e desenvolvimento do miocárdio (21,53,54).

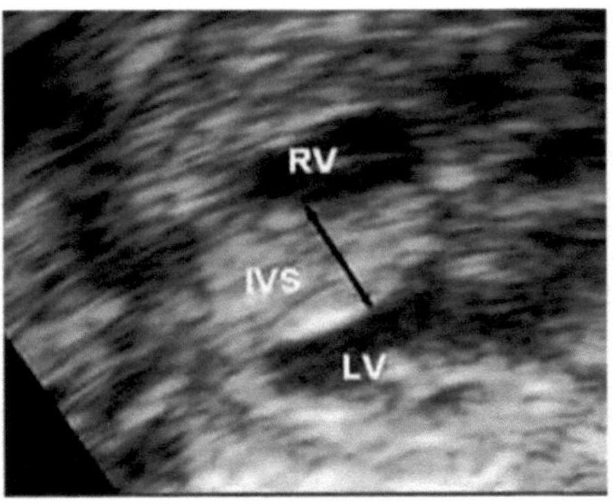

Figura 1: Hipertrofia septal grave num feto de 33 semanas de uma mãe diabética (seta preta = septo interventricular) (50)

3.1.2.3. Dados da literatura

No estudo de Garg et al (44), 302 mulheres grávidas com diabetes e 294 mulheres grávidas sem diabetes foram submetidas a ecocardiografia fetal. As espessuras do SIV e do PPVG foram significativamente mais elevadas nos fetos de mães diabéticas. A função diastólica estava comprometida nos fetos de mulheres com DMG. Bogo et al (21) estudaram a espessura do SIV no período pré-natal e pós-natal em 48 recém-nascidos de gravidezes complicadas por

DMG. Hipertrofia do SIV foi observada em 14 fetos (29%). A fração de encurtamento foi normal em 100% dos casos. Rossi Palmieri et al (19) estudaram dados de ultrassom cardíaco fetal em 63 mulheres grávidas cujas gestações foram complicadas por DG entre julho e dezembro de 2013. A espessura do SIV foi maior que 2 DS em 50,8% dos fetos, entre 1 e 2 em 38,09% dos fetos e menor que 1 DS em 11,11% dos fetos. A espessura do PPVG foi maior que 2 DS em 13 fetos (20,6%). A CMH foi confirmada em 54% dos fetos.Fouda et al (55) estudaram dados ecocardiográficos fetais de 119 gestantes. Estas foram divididas em 3 grupos: 32 não diabéticas, 47 seguidas para PPG e 40 que desenvolveram diabetes gestacional. A SIV foi significativamente mais espessa em ambos os grupos de mães diabéticas em comparação com o grupo de controlo. Para além disso, o SIV era significativamente mais espesso no grupo de DGP em comparação com o grupo de GDM. Dez fetos no grupo DPG e quatro fetos no grupo DG tinham uma espessura de SIV superior a 5 mm. Catorze fetos de mães diabéticas apresentaram hipertrofia septal (16,09%). Não houve diferença estatisticamente significativa entre a espessura da parede ventricular esquerda e direita nos três grupos. Em estudo realizado por Zielinsky et al (56), 42 mães com diabetes gestacional e 39 mães sem diabetes foram submetidas à ecocardiografia fetal. O encurtamento médio da aurícula esquerda foi significativamente menor nos fetos de mães diabéticas do que nos fetos do grupo de controlo. Concluíram que os fetos de mães com DMG ou DG prévia têm uma função diastólica do ventrículo esquerdo comprometida.

3.2. Itinerário de entrega

Os NNMD correm um maior risco de nascer por cesariana (57,58). Na Austrália, as mães com DMG tinham maior probabilidade de ter um parto pré-termo, um trabalho de parto pré-termo induzido e uma cesariana do que as mães com DMG ou sem diabetes durante a gravidez. As mães com DMG tinham um maior risco de parto induzido pré-termo e de cesariana do que as mães sem diabetes durante a gravidez (26).

El-Ganzoury et al (23) estudaram 69 RNMD. 57 nasceram por cesariana (82,6%) e 12 por parto vaginal (17,4%). Yang et al (59) compararam os resultados fetais e neonatais entre 516 NNMD e 150.589 recém-nascidos de mães não diabéticas. A taxa de partos por cesariana na população em geral era elevada, mas era particularmente elevada nos NNMD (49,0% versus 19,5%). Os NNMD macrossómicos não tinham maior probabilidade de dar à luz por cesariana do que os NNMD não macrossómicos. As mulheres diabéticas que deram à luz por via vaginal tinham maior probabilidade do que as mulheres não diabéticas de necessitar de fórceps ou de assistência por vácuo.

4. Caraterísticas dos recém-nascidos

4.1.Género

Não encontrámos na literatura dados relativos à predominância do género no MHC do NNMD.

4.2.Prazo de entrega

A diabetes durante a gravidez está associada a um risco de parto prematuro que se estima ser duas a três vezes superior ao das mulheres não diabéticas (60). Numa série de Cordero et al (61) que incluiu 322 recém-nascidos de mulheres com DMG e 177 recém-nascidos de mulheres com DMG insulino-dependente, 36% nasceram prematuramente (14% antes de $34^{\text{ème}}$ semanas de amenorreia e 22% entre $34^{\text{ème}}$ e $37^{\text{ème}}$ semanas de amenorreia). No estudo de Ullmo et al (7) sobre 87 gravidezes complicadas por diabetes materna, o parto pré-termo foi registado em 34 das 87 gravidezes, duas das quais devido a CMH grave.

4.3. Adaptação à vida fora do útero

As anomalias da FCF e a asfixia perinatal podem ocorrer em 25% dos RNMD. Estão relacionadas com a aterosclerose na mãe, a hiperglicemia (antes do parto, mas especialmente durante o parto) e o parto prematuro frequentemente observado (62).

Na Austrália, os recém-nascidos de mães com CEC têm taxas mais elevadas de nados-mortos, parto prematuro, peso elevado à nascença, baixo índice de Apgar, reanimação intensa, admissão num berçário de cuidados especiais ou numa unidade de cuidados intensivos neonatais do que os recém-nascidos de mães com DMG ou sem diabetes durante a gravidez (26).

4.4. Peso à nascença

4.4.1. Incidência de macrossomia em recém-nascidos de mães diabéticas

Os DNM têm índices antropométricos de peso, altura e perímetro cefálico acima do percentil 90ème (57). O excesso de adiposidade nos DNM deve-se essencialmente à hiperglicemia materna, que produz hiperglicemia fetal seguida de um aumento da secreção de insulina pelo feto. Esta hormona anabólica aumenta a síntese de proteínas, lípidos e hidratos de carbono. Na presença de substratos aumentados, a hiperinsulinémia fetal provoca macrossomia e organomegalia (57).

No estudo de Yang et al (59), a taxa de NNMD macrossómicos foi elevada, 45,2%, em comparação com 12,6% nos recém-nascidos de mães não diabéticas. 24 dos 92 NNMD eram macrossómicos no estudo de Ullmo et al (7). Persson et al (63) relataram uma incidência de 31% de recém-nascidos macrossómicos numa coorte de mais de 5000 recém-nascidos de mães com diabetes tipo 1 na Suécia entre 1991 e 2003. Num outro estudo, Persson et al (64) relataram uma incidência de macrossomia de 47% em 3705 recém-nascidos de mães com diabetes tipo 1 na Suécia entre 1998 e 2007. O peso à nascença foi superior a 4500 g em 14% da população. No estudo conduzido por Hăşmăşanu et al (22), foram coligidos 35 NNMD (DPG e DG) e 35 neonatos de controlo, nascidos entre janeiro de 2009 e dezembro de 2012 em Cluj-Napoca (noroeste da Roménia). O peso médio dos RNMD (3695,57 gr ± 738,63 gr) foi significativamente mais elevado do que o peso médio dos recém-nascidos de mães não diabéticas (3276,14 gr ± 496,51 gr).

4.4.2. Factores associados à macrossomia

4.4.2.1. Tipo de diabetes materna

Foi demonstrado que a diabetes materna está associada à macrossomia neonatal. As mães diabéticas passam por períodos intermitentes de hiperglicemia, resultando em hiperglicemia fetal que estimula a produção de factores de crescimento. Estes factores estimulam o crescimento fetal através da deposição de glicogénio e gordura, levando à macrossomia (23). De acordo com um grande estudo realizado no Reino Unido (58), as mulheres com diabetes gestacional tinham duas vezes mais probabilidades de ter um bebé com mais de 4000 g à nascença do que a população em geral (21% contra 11%). Não se verificou qualquer diferença no peso à nascença entre os bebés nascidos de mulheres com diabetes mellitus de tipo 1 ou de tipo 2 (57,58). Os recém-nascidos de mães com DMG têm 2,5 vezes mais probabilidades de serem macrossómicos em comparação com a população em geral (65). Lindsay et al (66) descobriram que os bebés nascidos de mães com DMG tinham pesos de nascimento significativamente mais elevados. Åman et al (67) estudaram o peso à nascença de 56 recém-nascidos: 18 de mães com diabetes tipo 1 bem controlada, 10 de mães que tinham desenvolvido DMG e 28 recém-nascidos de controlo. O peso médio à nascença dos recém-nascidos de mães com diabetes tipo 1 era igual ao dos recém-nascidos de mães com DMG, embora o peso à nascença parecesse ser mais elevado no grupo com diabetes tipo 1 devido a uma idade gestacional mais curta. A taxa de prevalência de peso à nascença ajustada para a idade gestacional e sexo acima do percentil 90ème foi de 56, 30 e 11% nos recém-nascidos de mães com diabetes tipo 1, mães com DMG e recém-nascidos de controlo, respetivamente.

4.4.2.2. Controlo da diabetes materna

A taxa de macrossomia fetal permanece elevada apesar do bom controlo da diabetes (64). O risco de macrossomia aumenta quando a concentração média de glicose da mãe excede cronicamente 1,30g/l. Este risco é ainda maior quando as concentrações de glucose da mãe são episodicamente elevadas, particularmente após uma refeição (hiperglicemia pulsátil) (62). No estudo efectuado por Åman et al (67), não foi encontrada qualquer associação entre a HbA1c materna no início (6 a 12 semanas de amenorreia) ou no final da gravidez (24, 28, 32 ou 36 semanas de amenorreia) e o peso à nascença (67). El-Ganzoury et al (23) estudaram o peso à nascença de 69 NNMD. 22 recém-nascidos nasceram de mães com um controlo ótimo da diabetes (HbA1c inferior a 7%), todos eles eutróficos. 47 nasceram de mães com diabetes mal controlada (HbA1c materna maior ou igual a 7%); estes incluíam todos os neonatos hipotróficos e macrossómicos e três neonatos eutróficos.

4.4.2.3. Peso materno

A obesidade materna é um fator de risco reconhecido para a macrossomia fetal (68,69). Na nossa série, encontrámos uma correlação positiva entre o peso materno no final da gravidez e a trofismo do recém-nascido (p = 0,018). No estudo realizado por Åman et al (67), não foi observada associação entre o peso ao nascer e o peso materno.

QUADRO CLÍNICO

5. Clínica

5.1. Sinais físicos

A CMH não-mediada é geralmente silenciosa do ponto de vista clínico, mas 5-10% dos recém-nascidos podem ser sintomáticos (30). A gravidade pode variar desde um achado incidental no ecocardiograma (30% dos casos) até à insuficiência cardíaca congestiva (70,71). Quando a obstrução é grave, o recém-nascido pode apresentar dificuldade respiratória, taquicardia, sopro de ejeção e outros sinais de insuficiência cardíaca (1,63). Isto deve-se à disfunção miocárdica sistólica e diastólica (51,72). A insuficiência cardíaca no período pós-natal imediato apresenta-se com taquipneia, taquicardia, ritmo de galope e hepatomegalia. No entanto, esta situação é pouco frequente (12% dos casos) e transitória (70,71). Os nossos resultados são comparáveis aos da literatura. A insuficiência cardíaca foi encontrada em apenas 4 recém-nascidos, ou seja, 8% dos casos. No estudo de Ullmo et al (7), 12 dos 92 RNMD apresentaram ICC. Foram registados dois óbitos. 9 recém-nascidos eram sintomáticos. O desconforto respiratório estava presente em 6 deles. Dois tinham um sopro na auscultação cardíaca. Cianose foi observada em 2 recém-nascidos. No estudo de Vela-Huerta et al (1), 7 de 33 RNMDs (21%) com CMH (HCM) apresentaram sinais de dificuldade respiratória e sopro cardíaco. Os sintomas foram resolvidos nos primeiros 7 dias de vida, enquanto as anormalidades ecocardiográficas desapareceram em 2 meses.

6. Exames complementares

6.1.Eletrocardiograma

O ECG na DNM pode mostrar taquicardia sinusal, um intervalo QT corrigido prolongado, alterações na variabilidade da frequência cardíaca, um desvio significativo do eixo elétrico do coração para a esquerda, alterações do segmento ST e da onda T e evidência de hipertrofia esquerda ou bi-ventricular (73,74).

O intervalo QT é um importante marcador eletrofisiológico que indica a tendência para arritmia ventricular e morte súbita cardíaca. Um intervalo QT prolongado indica diferenças regionais na repolarização do miocárdio. Isto pode estar associado a um risco aumentado de taquiarritmias ventriculares malignas e morte súbita, particularmente em recém-nascidos com CMH (75).

Estas anomalias iniciais do ECG observadas na DNM desaparecem geralmente às seis semanas de idade. Este período coincide com a melhoria da hipertrofia ventricular esquerda e a correção dos distúrbios metabólicos (75,76).

No estudo de Vela-Huerta et al (1), os achados do ECG nos RNMD com CMH foram os seguintes: hipertrofia bi-ventricular em 55% dos casos e hipertrofia do ventrículo direito em 15% dos casos.

Arslan et al (76) selecionaram 47 recém-nascidos de mães com DMG e 30 recém-nascidos de mães saudáveis. Os RNMD foram classificados de acordo com a espessura do SIV: grupo 1 (16 recém-nascidos com hipertrofia septal), grupo 2 (31 recém-nascidos sem hipertrofia septal) e grupo 3 (grupo de controlo). O QT corrigido foi mais longo no grupo 1 do que nos grupos 2 e 3. Foi detectada uma correlação positiva altamente significativa entre a espessura diastólica final do SIV e o prolongamento do QT corrigido.

6.2.Radiografia do tórax

A cardiomegalia é comum na DNM. Está frequentemente associada a espessamento do SIV e estenose subaórtica em resposta ao aumento da pós-carga (49). No estudo de Vela-Huerta et al (1), o índice cardiotorácico foi de 0,60 ± 0,1 em NNMD com HCM.Noirin et al (18) compararam os pesos cardíacos de bebés nados-mortos nascidos de mães diabéticas e não diabéticas. Noirin et al (18) compararam os pesos cardíacos de nados-mortos de mães diabéticas e não diabéticas e mostraram que os nascidos de mães diabéticas tinham corações mais pesados, com paredes ventriculares esquerdas mais espessas, sem qualquer desorganização das fibras miocárdicas. Jorgensen et al (77) estudaram a cardiomegalia em 2083 bebés nados-mortos. A associação mais comum com a cardiomegalia foi a diabetes materna. A coorte incluiu 68 NNMD, 39 dos quais tinham um peso cardíaco registado. A cardiomegalia foi encontrada em 76,9% de todos os NNMD: 93% dos que tinham mais de 32 semanas de amenorreia e 100% dos que tinham mais de 40 semanas. No entanto, é de salientar que a cardiomegalia pode estar presente em RNMD sem CMH, devido à persistência da circulação fetal ou a um aumento transitório das pressões arteriais. A hipoglicemia neonatal, que é mais comum na DNM, pode levar a cardiomegalia e a anomalias electrocardiográficas (70).

6.3.Ultrassom cardíaco

A CMH em NNMD é geralmente caracterizada por um espessamento significativo do SIV, levando a volumes ventriculares reduzidos e subsequente estenose transitória da válvula subaórtica hipertrófica (7,30). A hipertrofia do SIV é mais evidente devido ao grande número de receptores de insulina no septo do coração. A hipertrofia bi-ventricular, raramente do ventrículo direito, pode estar associada (44,55). A função cardíaca pode estar comprometida, particularmente durante a diástole, devido à redução da complacência ventricular esquerda e à alteração da dinâmica atrial esquerda secundária à hipertrofia miocárdica (50). A MCH pode variar desde hipertrofia septal assimétrica nos casos mais ligeiros (Figura 38), até MCH dilatada ou mesmo hipertrofia maciça (Figura 39) e insuficiência cardíaca em casos extremos (62). Alguns autores recomendam que todos os RNMD devem, se possível, realizar uma ecografia cardíaca nas primeiras 12 a 48 horas de vida para avaliar a função cardíaca e detetar a presença de malformações estruturais (21).

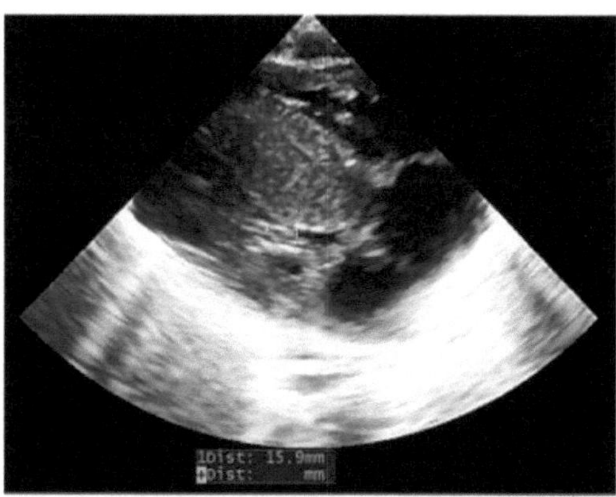

Figura 2: Ecocardiograma pós-natal mostrando hipertrofia grave do ventrículo esquerdo e hipertrofia septal de 15,9 mm (78).

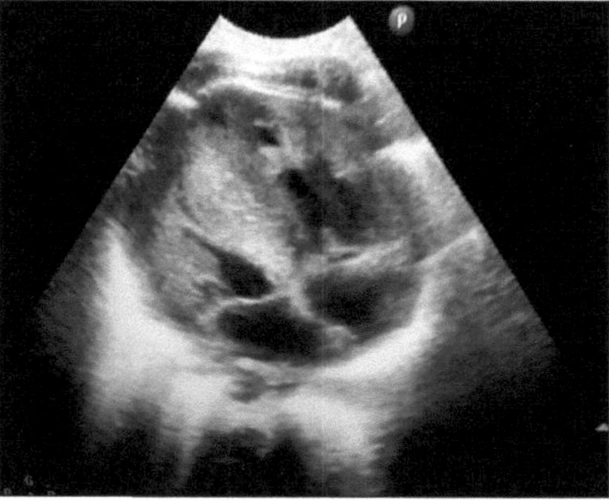

Figura 3: Ecografia cardíaca pós-natal mostrando hipertrofia bi-ventricular com hipertrofia acentuada do septo interventricular (30)

6.3.1. Medições por ultra-sons

As várias medições de ultra-sons efectuadas no nosso estudo foram as seguintes

- Diâmetro diastólico final do ventrículo esquerdo

- Diâmetro telessistólico do ventrículo esquerdo

- Espessura telediastólica do SIV

- Espessura telediastólica do PPVG

- Fração de gordura

- Fração de ejeção

- Carácter obstrutivo

➤ Espessuras telediastólicas do SIV e do PPVG

O principal parâmetro em que se centrou o nosso estudo ecográfico foi a espessura telediastólica do SIV. A média foi estimada em 7,84 mm, com um máximo de 17 mm. A espessura telediastólica da PPVG foi o segundo parâmetro mais importante no nosso estudo, com uma média de 5,19 mm. Demiroren et al (79) compararam as medidas ecocardiográficas entre 83 neonatos divididos em 3 grupos

- Grupo A: 33 NNMD

- Grupo B: 25 recém-nascidos macrossómicos de mães não diabéticas
- Grupo C: 25 recém-nascidos eutróficos

A razão entre o diâmetro sistólico final do ventrículo esquerdo e o diâmetro diastólico final do ventrículo esquerdo no grupo A foi significativamente menor do que no grupo C. As razões entre a espessura do SIV (5,79 mm ± 2,04) e a espessura do LVP nos grupos A e B (1.29 mm ± 0,31 e 1,15 mm ± 0,19) foram maiores que as do grupo C. Vela-Huerta et al (80) estudaram os parâmetros ultra-sonográficos em 43 recém-nascidos macrossômicos (22 NNMD e 21 recém-nascidos de mães não-diabéticas) e 70 recém-nascidos eutróficos. A espessura média do SIV nos 22 NNMD foi estimada em 6,9 mm ± 2,8. A hipertrofia septal foi confirmada em 59% deles.

Noutra coorte coligida por Vela-Huerta et al (1), a média de

A espessura do SIV foi estimada em 6,75 mm ± 1,75.

No estudo realizado por Çimen et al (81), a espessura da SIV em 16 NNMD foi de 8,75 mm ± 3,1.

> **Encurtamento e fracções de ejeção**

No estudo de Vela-Huerta et al (80), a fração de ejeção (71,5% ± 7,8) e a fração de encurtamento (36,6% ± 7,9) foram menores na DNM. Por outro lado, na série de Demiroren et al (79), a fração de encurtamento (41,8% ± 6,2) e a fração de ejeção (75,5% ± 6,8) na DNM foram superiores às dos controlos. El-Ganzoury et al (23) estudaram dados de ultrassonografia cardíaca em 69 NNMD. A CMH foi detectada em 30 recém-nascidos (43,5%). Destes, 21 apresentavam hipertrofia do SIV (maior que 4 mm) e 9 apresentavam hipertrofia do SIV (maior que 4 mm) e hipertrofia do PPVG (maior que 3,7 mm). É importante salientar que este estudo detectou comprometimento da contratilidade ventricular esquerda (fração de encurtamento inferior a 36%) em 52 DNM (75,4% dos casos). No estudo de Çimen et al (81), as velocidades diastólica precoce, diastólica final e sistólica do ventrículo esquerdo, do SIV e do ventrículo direito foram significativamente mais baixas nos RNMD do que nos recém-nascidos de mães não diabéticas.

6.3.2. Caraterísticas da cardiomiopatia hipertrófica

Em nosso estudo, a obstrução foi encontrada em 34% dos neonatos. Na série de Narchi et al (71), a obstrução foi observada em 12% dos casos. De facto, cinco a dez por cento dos RN com MCH podem desenvolver redução do débito cardíaco devido à obstrução da via de ejeção do ventrículo esquerdo e redução dos volumes ventriculares (62). O carácter obstrutivo foi mais frequente na nossa série, uma vez que apenas foram recolhidos casos sintomáticos de MCH em RNMD. Num estudo de Al-Biltagi et al (82), os DNM mostraram evidências de alterações estruturais no miocárdio, com rácios de espessura SIV/PPVG significativamente mais elevados do que nos controlos.

6.3.3. Outras anomalias

As anomalias cardíacas mais frequentemente encontradas nos RNMD são a CMH e a PAC (17).Noirin et al (18) estudaram as anomalias cardiovasculares nos RNMD entre 2008 e 2010. As anomalias mais frequentemente encontradas foram CAP, PFO e HCM. Os mesmos achados foram relatados no estudo de Abu-Sulaiman et al (24).

Zablah et al (51) estudaram dados de ultrassom cardíaco pós-natal em 631 recém-nascidos, 75 dos quais eram NNMD. Verificou-se uma tendência para uma maior prevalência de PAC no grupo dos NNMD.

No estudo de Vela-Huerta et al (1), a ecocardiografia demonstrou um BAAP em 15 de 33 RNMD com CMH.

Em outro estudo, Vela-Huerta et al (80) mostraram que as pressões arteriais pulmonares eram maiores na DNM (38,5 mmHg ± 6,3).

Demiroren et al (79) observaram um aumento das dimensões diastólicas finais do ventrículo direito após HAP supra-sistémica, enquanto as dimensões diastólicas finais e sistólicas do ventrículo esquerdo estavam dentro dos limites normais.

FACTORES ASSOCIADOS À HIPERTROFIA DO SEPTO

7. Factores associados à hipertrofia do septo

7.1.Peso materno

A obesidade no início da gravidez e a obesidade mórbida materna com um índice de massa corporal superior a 35 kg/metro quadrado (m^2) são factores de risco para cardiopatias congénitas e CMH. Uma explicação provável para este facto é a diabetes tipo 2 materna não detectada ou a diabetes gestacional (4,70,83).

A obesidade é uma doença inflamatória. Esta inflamação provoca disfunção endotelial, hipertensão arterial e resistência à insulina (84). As várias proteínas inflamatórias produzidas alteram a função sistólica e diastólica do feto e levam à hipertrofia do septo (85). Nyrnes et al (86) compararam a função cardíaca entre 55 recém-nascidos de mães obesas e 20 recém-nascidos de mães com peso normal. A função cardíaca (sistólica e diastólica) foi prejudicada nos recém-nascidos de mães obesas, com um SIV mais espesso ao nascimento e 8 semanas após o parto, em comparação com os recém-nascidos de mães com peso normal.

7.2.Tipo de diabetes materna

No estudo de Ullmo et al (7), os fetos de mães com diabetes de tipo 1 apresentavam o maior risco de desenvolver CMH (HCM), seguidos pela diabetes de tipo 2 e apenas uma pequena percentagem no caso da DMG.
Verificou-se que a CMH é significativamente mais frequente em recém-nascidos de mães com diabetes gestacional do que com diabetes gestacional (7,4% versus 1%) na coorte conduzida por Tabib et al (87).Em contraste, no estudo de Vela-Huerta et al (20), a CMH foi detectada em 54% e 44,4% dos recém-nascidos de mães com DMG e diabetes tipo 2, respetivamente, sem diferença significativa entre os dois grupos.De acordo com um estudo realizado em Portugal (21), os

recém-nascidos de gravidezes complicadas por DMG e que necessitaram de insulinoterapia durante o terceiro trimestre tinham 20,6 vezes mais probabilidades de desenvolver problemas cardiovasculares do que os recém-nascidos de mães não diabéticas.

7.3. Equilibrar a diabetes materna

O efeito do controlo rigoroso da diabetes materna na prevenção da CMH continua a ser controverso. Em alguns estudos, a incidência de complicações foi reduzida pelo controlo rigoroso da glicemia materna (7). A função cardíaca fetal é afetada quando a HbA1c materna é elevada. Um bom controlo glicémico reduziria a gravidade da disfunção (88,89). El-Ganzoury et al (23) verificaram que valores mais elevados de HbA1c materna (superiores a 7,9%) estavam associados a um SIV aumentado. Todos os recém-nascidos com CMH neste estudo eram filhos de mães com diabetes com controlo subóptimo (HbA1c maior ou igual a 7%).

Gonzalez et al (90) demonstraram que a CMH ocorre em 22% das gestações complicadas por DMG, com uma taxa de incidência maior para um nível de HbA1c acima de 7% do que para um nível abaixo de 5,9% no terceiro trimestre. Russel et al (3) compararam dados de ultrassonografia cardíaca fetal em dois grupos de mães acompanhadas por uma DPP: diabetes bem equilibrada (HbA1c menor que 7%) e diabetes mal equilibrada (HbA1c maior que 7%).

Não se registaram diferenças entre os dois grupos durante o primeiro ou o terceiro trimestre de gravidez. No entanto, durante o segundo trimestre, o tempo de relaxamento isovolumétrico e o índice de perfusão miocárdica estavam aumentados nas mulheres com diabetes mal controlada. Este facto é consistente com uma pior função cardíaca na coorte mal controlada. Embora a hipertrofia septal seja menos comum em recém-nascidos de mães com diabetes bem controlada, outros estudos demonstraram que a CMH pode ocorrer mesmo com um bom controlo glicémico (5,13,91,92). O nível médio de HbA1c foi significativamente maior nas mães de fetos com hipertrofia septal no estudo de Fouda et al (55). No entanto, nove fetos com hipertrofia septal tinham mães com níveis normais de HbA1c. Weiner et al (92) verificaram que a espessura do SIV era maior desde as 22ème semanas de amenorreia até ao termo nos fetos de mulheres com DMG cuja glicemia estava bem regulada (HbA1c inferior a 6,5%) num estudo longitudinal prospetivo. No estudo de Aman et al (67), não foi encontrada associação entre a HbA1c materna no início ou no final da gravidez e a espessura do SIV. Al-Biltagi et al (82) não encontraram diferença significativa na função ventricular global entre neonatos de mães diabéticas mal controladas e bem controladas. No estudo realizado por Vela-Huerta et al (20), não foi observada diferença na freqüência de CMH (HCM) entre os recém-nascidos de mães com níveis de HbA1c acima de 6% e aqueles com níveis abaixo de 6% (60,5% versus 39,5%). Para prevenir a CMH, o controlo glicémico pode mesmo ter de ser mais rigoroso do que as recomendações actuais. No entanto, é possível que outros factores metabólicos, para além da hiperglicemia materna, possam estar envolvidos no desenvolvimento da disfunção cardíaca. Na hipoglicemia, a policitemia e a hiperbilirrubinemia são encontradas em até 80% dos RNM (3,82).

7.4. Trofismo do recém-nascido

Vários estudos demonstraram uma tendência para um aumento da incidência de MHC em bebés com elevado peso à nascença (23,24,70). No estudo de El Ganzoury e al. (23), as medições ecocardiográficas mostraram um aumento progressivo altamente significativo da espessura do SIV, do PPVG e das dimensões ventriculares com o aumento do peso à nascença. Pesos de nascimento acima de 3675 g foram significativamente associados a um aumento na espessura diastólica final do SIV. Rossi Palmieri et al (19) avaliaram a troficidade fetal através do estudo do perímetro abdominal fetal. Metade dos fetos com perímetro abdominal normal apresentava CMH (HCM). A maioria dos fetos (64,7%) com perímetro abdominal maior que o percentil 75ème apresentava CMH (HCM). Não foi estabelecida qualquer associação com o desenvolvimento de hipertrofia septal fetal (50). Este facto é consistente com os resultados da nossa análise estatística.

GESTÃO TERAPÊUTICA

8. Gestão terapêutica

8.1. Suportes de ventilação

Os NNMD têm um risco acrescido de HAP. Este facto é agravado pela hipoglicemia, asfixia e síndrome de dificuldade respiratória (93). O oxigénio é um potente vasodilatador pulmonar. O aumento da pressão arterial de oxigénio que ocorre após o nascimento é importante para reduzir a resistência vascular pulmonar. Por outro lado, a hipoxémia alveolar aumenta a resistência vascular pulmonar e contribui para o desenvolvimento de HAP. A oxigenoterapia é, por isso, utilizada por rotina no tratamento da hipertensão arterial pulmonar (94). No estudo de Vela-Huerta et al (1), três de 33 RNMD com CMH apresentaram evidência ecocardiográfica de obstrução da via de saída do ventrículo esquerdo. Dois desses três recém-nascidos apresentaram insuficiência cardíaca e necessitaram de ventilação mecânica. Nolent et al (95) relataram a observação de um recém-nascido de uma gravidez mal monitorizada complicada por DMG. O recém-nascido pesava 5100 g à nascença. O recém-nascido apresentava dificuldades respiratórias graves imediatas, necessitando de ventilação mecânica e de óxido nítrico, sem melhoria. A ecografia cardíaca mostrou CMH grave com um SIV de 13 mm e HAP significativa. O recém-nascido foi colocado em oxigenação extracorporal durante 6 dias e propranolol em doses até 2 mg/kg/dia. Foi extubado no 20º dia[ème] .

8.2. Tratamento farmacológico

O tratamento da CMH em RNMD baseia-se na ingestão adequada de fluidos fisiológicos e no uso de beta-bloqueadores. Estes bloqueiam a estimulação simpática e reduzem a frequência cardíaca. Aumentam o tempo de enchimento, diminuem a obstrução à ejeção do VE e reduzem o consumo de oxigénio pelo coração (95,96). O propranolol é a droga de escolha. Pode ser administrado por via oral na dose de 0,25 mg/kg/6 horas. A dose pode ser aumentada conforme necessário até um máximo de 3,5 mg/kg/6 horas. Também é possível a administração intravenosa, começando com uma perfusão de 0,01 mg/kg/6 horas durante 10 minutos e aumentando até um máximo de 0,15 mg/kg/6 horas. O medicamento deve ser administrado sob monitorização cuidadosa da pressão arterial e da frequência cardíaca (10). O alívio completo dos sintomas é obtido com doses padrão de propranolol em 30% dos recém-nascidos afectados (71).

Os agentes inotrópicos (dopamina e dobutamina) e os digitálicos estão contra-indicados. Eles reduzem o tamanho das câmaras ventriculares e agravam a obstrução do ventrículo esquerdo (10,30).

9. Evolução

A CMH NNMD é transitória e benigna na maioria dos casos. Os sinais clínicos desaparecem após 2 a 3 semanas (30). No estudo de Ullmo et al (7), 12 dos 92 RNMD apresentaram CMH (HCM), ou seja, 13% da coorte. Registaram-se duas mortes: uma por não se ter adaptado bem à vida extra-uterina e outra por insuficiência cardíaca. A ecografia cardíaca revelou MCH obstrutiva concêntrica com SIV de 11mm, HAP, CAP e insuficiência tricúspide.

9.1. Evolução durante a hospitalização

No estudo de Hăşmăşanu et al (22), a duração do internamento hospitalar foi mais longa nos NNMD (7 dias) do que nos controlos (5 dias).

9.1.1. Hipoglicemia

A hipoglicemia transitória no período pós-natal é a regra em todos os recém-nascidos, mas tende a ser mais precoce, mais frequente e mais grave nos RNMD. Esta situação é mais acentuada nos bebés nascidos de mães com níveis instáveis de glicemia no final da gravidez ou durante o parto (97). De facto, 15 a 20% dos NNMD apresentam hipoglicemia neonatal (98). No estudo de Ullmo et al (7), 48 dos 92 RNMD apresentaram hipoglicémia.

9.1.2. Hipocalcemia

Ao nascer, os RNMD têm um baixo aumento da hormona paratiroide, resultando num hipoparatiroidismo temporário. Este hipoparatiroidismo está associado à hipomagnesémia materna e fetal (62). É geralmente assintomático, mas pode estar associado a agitação, letargia, apneia, taquipneia ou convulsões (10).

9.1.3. Icterícia

A hiperbilirrubinémia encontra-se em 20-30% dos NNMD. A policitemia produz precursores de glóbulos vermelhos imaturos que se degradam mais rapidamente. Esta situação é exacerbada pela imaturidade hepática e pelo traumatismo obstétrico (62).

9.2. Evolução dos ultra-sons

Todos os RNMD com hipertrofia septal devem ser seguidos por um cardiologista pediátrico (62). A normalização ecográfica é alcançada após 6 a 12 meses (30). A regressão espontânea da hipertrofia ocorre geralmente quando as concentrações plasmáticas de insulina se normalizam durante os primeiros meses de vida (99). A MHC resolveu-se completamente em todos os recém-nascidos com MHC no estudo efectuado por Ullmo et al (7). Existem poucas evidências sobre o impacto da diabetes materna na função cardíaca da descendência (100). Rijpert et al (101) estudaram as dimensões e a função cardíaca em 30 crianças com idades entre os 7 e os 8 anos que eram NNMD e compararam-nas com um grupo de controlo de 30 crianças de mulheres não diabéticas. O ecocardiograma não mostrou diferenças nas dimensões ou na função cardíaca entre os dois grupos. No entanto, este estudo apenas incluiu três crianças ainda em seguimento que sofreram de CMH neonatal.

CONCLUSÃO

A CMH em recém-nascidos pode ser a expressão clínica d e várias doenças subjacentes. A CMH de NNMD é uma forma particular frequentemente encontrada na descendência de mulheres diabéticas. A sua patogénese permanece mal compreendida. No entanto, postula-se que o hiperinsulinismo fetal, secundário à hiperglicemia materna, pode desencadear hiperplasia e hipertrofia das células do miocárdio. Estes recém-nascidos eram filhos de mães diabéticas. A DMG foi a mais frequente (60%), seguida da diabetes tipo 2 (22%) e depois da diabetes tipo 1 (18%). A idade média materna foi de 33,86 anos, sendo mais elevada nas mulheres com diabetes tipo 2. Todas as grávidas diabéticas devem ser acompanhadas de perto durante a gravidez, nomeadamente através de ecocardiografia fetal.

Embora geralmente benigna e assintomática na maioria dos casos, a CMH NNMD pode manifestar-se clinicamente como dificuldade respiratória, sopro cardíaco, cianose ou sinais de insuficiência cardíaca.

A radiografia do tórax é o 1ère exame adicional de eleição... A ecografia cardíaca é o exame complementar mais importante para confirmar a CMH e avaliar o seu impacto.

A nível terapêutico, o principal composto utilizado foi o propranolol. A oxigenoterapia capilar foi a modalidade mais utilizada. A CMH NNMD é uma doença transitória, com regressão espontânea durante os primeiros seis meses de vida. Esta regressão pós-natal está relacionada com a normalização dos níveis de insulina. A monitorização cardiológica regular com ecocardiogramas de seguimento é necessária para avaliar a evolução da CMH. Em suma, apesar dos esforços para manter bons níveis de açúcar no sangue em mães diabéticas, a CMH continua a ser uma complicação frequente. O acompanhamento rigoroso destas gravidezes é essencial. Muita investigação deve centrar-se na disfunção cardíaca fetal e na capacidade de a detetar precocemente. A deteção precoce da

CMH em RNMD pode revelar-se inestimável para a monitorização e planeamento do parto. A melhor forma de atenuar os efeitos da diabetes na descendência é prevenir o desenvolvimento da própria diabetes. Isto pode ser conseguido através da prevenção da obesidade antes da gravidez, da promoção da atividade física e de boas atitudes nutricionais. A otimização do rastreio da DMG nas mulheres grávidas permitirá um tratamento precoce e, subsequentemente, uma redução das complicações perinatais. O papel de um bom controlo da diabetes na prevenção da CMH permanece controverso. No entanto, pode prevenir as formas graves. A investigação futura deve examinar o grau necessário de controlo glicémico durante a gravidez para minimizar o risco de CMH em RNMD.

REFERÊNCIAS

1. Vela-Huerta MM, Vargas-Origel A, Olvera-Lopez A. Hipertrofia septal assimétrica em recém-nascidos de mães diabéticas. Am J Perinatol. 2000;17(2):89-94.

2. Elmekkawi SF, Mansour GM, Elsafty MSE, Hassanin AS, Laban M, Elsayed HM. Previsão da Cardiomiopatia Hipertrófica Fetal em Gravidezes Diabéticas Comparada com o Resultado Pós-Natal. Clin Med Insights Women's Heal. 2015;8:CMWH.S32825.

3. Russell NE, Foley M, Kinsley BT, Firth RG, Coffey M, McAuliffe FM. Effect of pregestational diabetes mellitus on fetal cardiac function and structure. Am J Obstet Gynecol. 2008;199(3):312.e1-312.e7.

4. Chaudhari M, Brodlie M, Hasan A. Hypertrophic cardiomyopathy and transposition of great arteries associated with maternal diabetes and presumed gestational diabetes. Ata Paediatr Int J Paediatr. 2008;97(12):1755-7.

5. Ding F, Yu L, Wang M, Xu S, Xia Q, Fu G. O-GlcNAcylation involvement in high glucose-induced cardiac hypertrophy via ERK1/2 and cyclin D2. Amino Acids. 2013;45(2):339-49.

6. Reinking BE, Wedemeyer EW, Weiss RM, Segar JL, Scholz TD. Cardiomyopathy in offspring of diabetic rats is associated with activation of the MAPK and apoptotic pathways. Vol. 8, Cardiovascular Diabetology. 2009.

7. Ullmo S, Vial Y, Di Bernardo S, Roth-Kleiner M, Mivelaz Y, Sekarski N, et al. Hipertrofia ventricular patológica na descendência de mães diabéticas: Um estudo retrospetivo. Eur Heart J. 2007;28(11):1319-25.

8. Malhotra A, Stewart A. Gestational diabetes and the neonate: challenges and solutions (Diabetes gestacional e o recém-nascido: desafios e soluções). Res

Reports Neonatol. 2015;31.

9. Testes D, Diabetes FOR. 2. Classificação e diagnóstico da diabetes. Diabetes Care. 2015;38(January):S8–16.

10. Kallem VR, Pandita A, Pillai A. Infant of diabetic mother: what one needs to know? J Matern Neonatal Med. 2020;33(3):482-92.

11. Benhamida H. Cardiomiopatias em recém-nascidos de mães diabéticas: análise ecocardiográfica e Doppler. Faculté de médencine de Monastir; 2009.

12. PICAUD J, CAVALIER A. Manuel pratique des soins aux nouveau-nés en maternité. Paris, França: Sauramps medical; 2008.

13. Maury P, Authenac C, Rollin A, Dulac Y, Mondoly P, Cardin C et al. Prevalência do padrão de repolarização precoce em crianças. Int J Cardiol. 2017;

14. Dubnov G, Fogelman R, Merlob P. Prolongamento do intervalo QT num bebé de uma mãe tratada com fluoxetina. Arch Dis Child. 2005;90(9):972-3.

15. Renolleau S, Rambaud J, Durandy A. Insuficiência cardíaca aguda em crianças.
Realidades pediátricas. 2014;27-30.

16. Pettersen MD, Du W, Skeens ME, Humes RA. Equações de Regressão para o Cálculo de Escores Z de Estruturas Cardíacas em uma Grande Coorte de Bebês, Crianças e Adolescentes Saudáveis: An Echocardiographic Study. J Am Soc Echocardiogr. 2008;21(8):922-34.

17. Paauw ND, Stegeman R, de Vroede MAMJ, Termote JUM, Freund MW, Breur JMPJ. Neonatal cardiac hypertrophy: the role of hyperinsulinism-a review of literature. Vol. 179, Jornal Europeu de Pediatria. 2020. p. 39-50.

18. Russell NE, Holloway P, Quinn S, Foley M, Kelehan P, McAuliffe FM.

Cardiomiopatia e cardiomegalia em bebés nados-mortos de mães diabéticas. Pediatr Dev Pathol. 2008;11(1):10-4.

19. Palmieri CR, Simões MA, Silva JC, Santos AD Dos, Silva MRE, Ferreira B. Prevalência de Cardiomiopatia Hipertrófica em Fetos de Mães com Diabetes Gestacional antes do Início do Tratamento. Rev Bras Ginecol Obstet. 2017;39(1):9-13.

20. Vela-Huerta MM, Amador-Licona N, Orozco Villagomez HV, Heredia Ruiz A, Guizar-Mendoza JM. Hipertrofia septal assimétrica em adequado para bebês em idade gestacional nascidos de mães diabéticas. Indian Pediatr. 2019;56(4):314-6.

21. Bogo MA, Pabis JS, Bonchoski AB, Santos DC do., Pinto TJF, Simões MA, et al. Cardiomiopatia e função cardíaca em fetos e recém-nascidos de mães diabéticas. J Pediatr (Rio J). 2021;97(5):520-4.

22. Hăşmăşanu MG, Bolboacă SD, Matyas M, Zaharie GC. Achados clínicos e ecocardiográficos em recém-nascidos de mães diabéticas. Ata Clin Croat. 2015;54(4):458-66.

23. El-Ganzoury MM, El-Masry SA, El-Farrash RA, Anwar M, Abd Ellatife RZ. Bebés de mães diabéticas: Medidas ecocardiográficas e IGF-I e IGFBP-1 no sangue do cordão umbilical. Pediatr Diabetes. 2012;13(2):189-96.

24. Abu-Sulaiman RM, Subaih B. Doença Cardíaca Congénita em Bebés de Mães Diabéticas: Estudo Ecocardiográfico. Pediatr Cardiol. 2004;25(2):137-40.

25. Jaeggi ET, Fouron JC, Proulx F. Desempenho cardíaco fetal na diabetes tipo I não complicada e bem controlada pela mãe. Ultrassom Obstétrico Ginecológico. 2001;17(4):311-5.

26. Instituto Australiano de Saúde e Bem-Estar. Diabetes in pregnancy: its

impact on Australian women and their babies (Diabetes na gravidez: o seu impacto nas mulheres australianas e nos seus bebés). Diabetes series no. 14, Cat. no. CVD 52. 2010.

27. Helle E, Priest JR. Obesidade materna e diabetes mellitus como factores de risco para doença cardíaca congénita na descendência. J Am Heart Assoc. 2020;9(8):1-9.

28. Devlieger R, Benhalima K, Damm P, Van Assche A, Mathieu C, Mahmood T, et al. Maternal obesity in Europe: Where do we stand and how to move forward: A scientific paper commissioned by the European Board and College of Obstetrics and Gynaecology (EBCOG). Eur J Obstet Gynecol Reprod Biol. 2016;201:203- 8.

29. Deputy NP, Dub B, Sharma AJ. Prevalência e tendências no peso normal da pré-gravidez - 48 estados, cidade de Nova York e distrito de Columbia, 2011-2015. MMWR Morb Mortal Wkly Rep. 2018;66(5152):1402-7.

30. Sharma D, Pandita A, Shastri S, Sharma P. Hipertrofia septal assimétrica e cardiomiopatia hipertrófica em bebé de mãe diabética: Uma cardiomiopatia reversível. Med J Dr DY Patil Univ. 2016;9(2):257-60.

31. Pauliks LB. O efeito da diabetes pré-gestacional na função cardíaca fetal. Expert Rev Cardiovasc Ther. 2015;13(1):67-74.

32. Organização Mundial de Saúde. Relatório Global sobre a Diabetes. Isbn. 2016;978:88.

33. Leirgul E, Brodwall K, Greve G, Vollset SE, Holmstrøm H, Tell GS, et al. Diabetes materna, peso à nascença e risco neonatal de defeitos cardíacos congénitos na Noruega, 1994-2009. Obstet Gynecol. 2016;128(5):1116-25.

34. Walker A. Diabetes Mellitus and Pregnancy (Diabetes Mellitus e Gravidez).

J R Soc Med. 1928;21(3):377-85.

35. Lawrence JM, Contreras R, Chen W, Sacks DA. Trends in the prevalence of preexisting diabetes and gestational diabetes mellitus among a racially/ethnically diverse population of pregnant women, 1999-2005. Diabetes Care. 2008;31(5):899-904.

36. Cheung NW, Byth K. Population health significance of gestational diabetes. Diabetes Care. 2003;26(7):2005-9.

37. Ferrara A, Kahn HS, Quesenberry CP, Riley C, Hedderson MM. Um aumento na incidência de diabetes mellitus gestacional: Northern California, 1991-2000. Obstet Gynecol. 2004;103(3):526-33.

38. Mitanchez D. Neonatologia: Bases científicas. Paris, França: Elsevier Masson; 2017.

39. Nguyen CL, Pham NM, Binns CW, Van Duong D, Lee AH. Prevalência de diabetes mellitus gestacional no leste e sudeste da Ásia: Uma revisão sistemática e meta-análise. J Diabetes Res. 2018;2018(Cc).

40. Nallaperumal S, Bhavadharini B, Mahalakshmi M, Maheswari K, Jalaja R, Moses A, et al. Comparação dos critérios da Organização Mundial de Saúde e da Associação Internacional de Grupos de Estudo da Diabetes e da Gravidez no diagnóstico da diabetes mellitus gestacional no Sul da Índia. Indian J Endocrinol Metab. 2013;17(5):906.

41. Kessler J, Rasmussen S, Hanson M, Kiserud T. Intervalos de referência longitudinais para velocidades de fluxo do canal venoso e índices de forma de onda. Ultrasound Obstet Gynecol. 2006;28(7):890-8.

42. Bilardo CM, Wolf H, Stigter RH, Ville Y, Baez E, Visser GHA, et al. Relação entre parâmetros de monitorização e resultados perinatais na restrição

de crescimento intrauterino grave e precoce. Ultrasound Obstet Gynecol. 2004;23(2):119-25.

43. Zielinsky P, Marcantonio S, Nicoloso LH, Luchese S, Hatem D, Scheid M, et al. Fluxo do ducto venoso e hipertrofia miocárdica em fetos de mães diabéticas. Arq Bras Cardiol. 2004;83(1):45-56.

44. Garg S, Sharma P, Sharma D, Behera V, Durairaj M, Dhall A. Use of fetal echocardiography for characterization of fetal cardiac structure in women with normal pregnancies and gestational diabetes mellitus. J Ultrasound Med. 2014;33(8):1365-9.

45. Davey BT, Seubert DE, Phoon CKL. Indicações para a ecocardiografia fetal: alta referência, baixo rendimento? Obstet Gynecol Surv. 2009;64(6):405-15.

46. Carvalho JS, Allan LD, Chaoui R, Copel JA, DeVore GR HK et al. ISUOG Practice Guidelines (updated): sonographic screening examination of the fetal heart. Ultrasound Obstet Gynecol. 2013;41(3):348-59.

47. Salomon LJ, Alfirevic Z, Berghella V, Bilardo C, Hernandez-Andrade E, Johnsen SL, et al. Practice guidelines for performance of the routine mid-trimester fetal ultrasound scan. Ultrasound Obstet Gynecol. 2011;37(1):116-26.

48. Asoglu MR, Gabbay-Benziv R, Turan OM, Turan S. Exposição do coração em desenvolvimento ao ambiente diabético e avaliação cardíaca precoce: A review. Echocardiography. 2018;35(2):244-57.

49. Mongiovi M, Fesslova V, Fazio G, Barbaro G, Pipitone S. Diagnóstico e Prognóstico das Cardiomiopatias Fetais: A Review. Curr Pharm Des. 2012;16(26):2929-34.

50. Zielinsky P, Piccoli AL. Myocardial hypertrophy and dysfunction in maternal diabetes. Early Hum Dev. 2012;88(5):273-8.

51. Zablah JE, Gruber D, Stoffels G, Cabezas EG, Hayes DA. Subclinical Decrease in Myocardial Function in Asymptomatic Infants of Diabetic Mothers: A Tissue Doppler Study. Pediatr Cardiol. 2017;38(4):801-6.

52. Hatém MAB, Zielinsky P, Hatém DM, Nicoloso LH, Manica JL, Piccoli AL, et al. Avaliação da função ventricular diastólica em fetos de mães diabéticas utilizando Doppler tecidual. Cardiol Young. 2008;18(3):297-302.

53. Eidem BW, Edwards JM, Cetta F. Avaliação quantitativa da função ventricular fetal: Estabelecimento de valores normais do índice de performance miocárdica no feto. Echocardiography. 2001;18(1):9-13.

54. Friedman D, Buyon J, Kim M, Glickstein JS. Função cardíaca fetal avaliada pelo índice de desempenho miocárdico com Doppler (Índice Tei). Ultrasound Obstet Gynecol. 2003;21(1):33-6.

55. Fouda UM, Abou Elkassem MM, Hefny SM, Fouda RM, Hashem AT. O papel da ecocardiografia fetal na avaliação da estrutura e função do coração fetal em gestações diabéticas. J Matern Neonatal Med. 2013;26(6):571-5.

56. Zielinsky P, Satler F, Luchese S, Nicoloso LH, Piccoli AL, Gus EI, et al. Estudo do encurtamento global do átrio esquerdo em fetos de mães diabéticas. Arq Bras Cardiol. 2004;83(6):470-5.

57. Michael Weindling A. Filhos de uma gravidez diabética: Resultados a curto prazo. Semin Fetal Neonatal Med. 2009;14(2):111-8.

58. Weindling AM. The confidential enquiry into maternal and child health (CEMACH). Arch Dis Child. 2003;88(12):1034-7.

59. Yang J, Cummings EA, O'Connell C, Jangaard K. Fetal and neonatal outcomes of diabetic pregnancies. Obstet Gynecol. 2006;108(3):644-50.

60. Persson M, Shah PS, Rusconi F, Reichman B, Modi N, Kusuda S, et al.

Associação de diabetes materna com resultados neonatais de bebés muito prematuros e com muito baixo peso à nascença Um estudo de coorte internacional. JAMA Pediatr. 2018;172(9):867-75.

61. Cordero L, Treuer SH, Landon MB, Gabbe SG. Gestão de bebés de mães diabéticas. Arch Pediatr Adolesc Med. 1998;152(3):249-54.

62. Hay WW. Cuidados com o bebé da mãe diabética. Curr Diab Rep. 2012;12(1):4-15.

63. Persson M, Norman M, Hanson U. Obstetric and perinatal outcomes in type 1 diabetic pregnancies: A large, population-based study. Diabetes Care. 2009;32(11):2005-9.

64. Persson M, Pasupathy D, Hanson U, Norman M. Birth size distribution in 3,705 infants born to mothers with type 1 diabetes: Um estudo de base populacional. Diabetes Care. 2011;34(5):1145-9.

65. Persson M, Fadl H, Hanson U, Pasupathy D. Disproportionate body composition and neonatal outcome in offspring of mothers with and without gestational diabetes mellitus. Diabetes Care. 2013;36(11):3543-8.

66. Lindsay RS, Westgate JA, Beattie J, Pattison NS, Gamble G, Mildenhall LFJ, et al. Inverse changes in fetal insulin-like growth fator (IGF)-1 and IGF binding protein-1 in association with higher birth weight in maternal diabetes. Clin Endocrinol (Oxf). 2007;66(3):322-8.

67. Åman J, Hansson U, Östlund I, Wall K, Persson B. Aumento da massa gorda e hipertrofia do septo cardíaco em recém-nascidos de mães com diabetes bem controlada durante a gravidez. Neonatology. 2011;100(2):147-54.

68. Bhattacharya S, Campbell DM, Liston WA, Bhattacharya S. Effect of Body Mass Index on pregnancy outcomes in nulliparous women delivering singleton

babies. BMC Public Health. 2007;7:1-8.

69. Usha Kiran TS, Hemmadi S, Bethel J, Evans J. Outcome of pregnancy in a woman with an increased body mass index (Resultados da gravidez numa mulher com um índice de massa corporal elevado). BJOG An Int J Obstet Gynaecol. 2005;112(6):768-72.

70. Al-Biltagi M, El razaky O, El Amrousy D. Cardiac changes in infants of diabetic mothers. World J Diabetes. 2021;12(8):1233-47.

71. Narchi, H, Kulaylat N. Heart disease in infants of diabetic mothers (Doença cardíaca em bebés de mães diabéticas). Images Paediatr Cardiol. 2000;2(2):18-37.

72. Kozák-Bárány A, Jokinen E, Kero P, Tuominen J, Rönnemaa T, Välimäki I. Impaired left ventricular diastolic function in newborn infants of mothers with pregestational or gestational diabetes with good glycemic control. Early Hum Dev. 2004;77(1-2):13-22.

73. Bacharova L, Krivosikova Z, Wsolova L, Gajdos M. Alterações no complexo QRS na descendência de pacientes com síndrome metabólica e diabetes mellitus: Evidência precoce de patologia cardiovascular. J Electrocardiol. 2012;45(3):244-51.

74. Stern S, Sclarowsky S. O ecg no diabetes mellitus. Circulation. 2009;120(16):1633-6.

75. Maron BJ, Leyhe MJ, Casey SA, Gohman TE, Lawler CM, Crow RS, et al. Avaliação da dispersão do QT como marcador de prognóstico de morte súbita numa coorte regional de cardiomiopatia hipertrófica não referenciada. Am J Cardiol. 2001;87(1):114-5.

76. Arslan D, Guvenc O, Cimen D, Ulu H, Oran B. Dispersão prolongada do

intervalo QT em bebés de mães diabéticas. Pediatr Cardiol. 2014;35(6):1052-6.

77. Jorgensen M, Mcpherson E, Zaleski C, Shivaram P, Cold C. Stillbirth: O cerne da questão. Am J Med Genet Part A. 2014;164(3):691-9.

78. Codazzi AC, Ippolito R, Novara C, Tondina E, Cerbo RM, Tzialla C. Cardiomiopatia hipertrófica em recém-nascidos de mãe diabética: uma condição heterogênea, a importância da anamnese, exame físico e acompanhamento. Ital J Pediatr. 2021;47(1):1-6.

79. Demiroren K, Cam, L, Oran B, Koç H, Başpinar O, Baysal T, et al. Medidas ecocardiográficas em bebés de mães diabéticas e bebés macrossómicos de mães não diabéticas. J Perinat Med. 2005;33(3):232-5.

80. Vela-Huerta M, Aguilera-López A, Alarcón-Santos S, Amador N, Aldana-Valenzuela C, Heredia A. Adaptação cardiopulmonar em bebés grandes para a idade gestacional de mães diabéticas e não diabéticas. Ata Paediatr Int J Paediatr. 2007;96(9):1303-7.

81. Çimen D, Karaaslan S. Avaliação das funções cardíacas de bebés de mães diabéticas através de ecocardiografia com Doppler tecidular. Turk Pediatr Ars. 2014;49(1):25-9.

82. Al-Biltagi M, Tolba OARE, Rowisha MA, Mahfouz AES, Elewa MA. Speckle Tracking e Imagiologia do Tecido Miocárdico em Bebés de Mães Diabéticas com Diabetes Gestacional e Pré-gestacional. Pediatr Cardiol. 2015;36(2):445-53.

83. Ece I, Uner A, Balli S, Kibar AE, Oflaz MB, Kurdoglu M. The effects of pre-pregnancy obesity on fetal cardiac functions. Pediatr Cardiol. 2014;35(5):838-43.

84. Bayoumy S, Habib M, Abdelmageed R. Impacto da diabetes e obesidade

maternas nas funções cardíacas fetais. Egypt Hear J. 2020;72(1):10-6.

85. Cade WT, Levy PT, Tinius RA, Patel MD, Choudhry S, Holland MR, et al. Marcadores do metabolismo materno e infantil estão associados à disfunção ventricular em bebés de mulheres obesas com diabetes tipo 2. Pediatr Res. 2017;82(5):768-75.

86. Nyrnes SA, Garnæs KK, Salvesen Ø, Timilsina AS, Moholdt T, Ingul CB. Cardiac function in newborns of obese women and the effect of exercise during pregnancy (Função cardíaca em recém-nascidos de mulheres obesas e o efeito do exercício durante a gravidez). Um ensaio aleatório controlado. PLoS One. 2019;13(6):1-19.

87. Tabib A, Shirzad N, Sheikhbahaei S, Mohammadi S, Qorbani M, Haghpanah V, et al. Malformações cardíacas em fetos de mães diabéticas gestacionais e pré-gestacionais. Iran J Pediatr. 2013;23(6):664-8.

88. Gardiner HM, Pasquini L, Wolfenden J, Kulinskaya E, Li W, Henein M. O aumento da hemoglobina glicada materna periconceptual em mães diabéticas reduz a função cardíaca fetal de eixo longo. Heart. 2006;92(8):1125-30.

89. Turan S, Turan OM, Miller J, Harman C, Reece EA, Baschat AA. A diminuição do desempenho cardíaco fetal no primeiro trimestre correlaciona-se com a hiperglicemia na diabetes materna pré-gestacional. Ultrasound Obstet Gynecol. 2011;38(3):325- 31.

90. Gonzalez AB, Young L, Doll JA, Morgan GM, Crawford SE, Plunkett BA. Elevated neonatal insulin-like growth fator i is associated with fetal hypertrophic cardiomyopathy in diabetic women. Am J Obstet Gynecol. 2014;211(3):290.e1-290.e7.

91. Garcia-Flores J, Jañez M, Gonzalez MC, Martinez N, Espada M, Gonzalez A. Alterações morfológicas e funcionais do miocárdio fetal associadas a

diabetes gestacional bem controlada. Eur J Obstet Gynecol Reprod Biol. 2011;154(1):24-6.

92. Weiner Z, Zloczower M, Lerner A, Zimmer E, Itskovitz-eldor J. Cardiac Compliance in Fetuses of Diabetic Women. Obstet Gynecol. 1999;7844(99):3-4.

93. Seok H, Oh JH. Cardiomiopatia hipertrófica em bebês na perspetiva da maturação de cardiomiócitos. Korean Circ J. 2021;51(9):733-51.

94. Fuloria M, Aschner JL. Hipertensão pulmonar persistente do recém-nascido. Semin Fetal Neonatal Med. 2017;22(4):220-6.

95. Nolent P, Renolleau S, Hallalel F, Chevalier J., Costil J. Oxigenação extracorporal num recém-nascido de uma mãe diabética com cardiomiopatia hipertrófica grave. Arch Pediatrics. 2002;9(3):271-3.

96. Dasgupta S, Qasim A, Aly AM, Jain SK. Mãe com Diabetes Mellitus e Bebé com Cardiomiopatia Hipertrófica Obstrutiva: Milrinone Precluded Need for Extracorporeal Membrane Oxygenation. Vol. 10, Circulation. Cardiovascular imaging. 2017.

97. Persson B. Neonatal glucose metabolism in offspring of mothers with varying degrees of hyperglycemia during pregnancy. Semin Fetal Neonatal Med. 2009;14(2):106-10.

98. Pollex E, Moretti ME, Koren G, Feig DS. Segurança da utilização de insulina glargina na gravidez: Uma revisão sistemática e meta-análise. Ann Pharmacother. 2011;45(1):9-16.

99. Dasgupta S, Qasim A, Aly AM, Jain SK. Mãe com Diabetes Mellitus e Bebé com Cardiomiopatia Hipertrófica Obstrutiva. Circ Cardiovasc Imaging. 2017;10(11):1-3.

100. Marco LJ, McCloskey K, Vuillermin PJ, Burgner D, Said J, Ponsonby AL.

Cardiovascular disease risk in the offspring of diabetic women: O impacto do ambiente intrauterino. Exp Diabetes Res. 2012;2012.

101. Rijpert M, Breur JMPJ, Evers IM, De Valk HW, Heijnen CJ, Meijboom FJ, et al. Função cardíaca em descendentes de 7-8 anos de idade de mulheres com diabetes tipo 1. Exp Diabetes Res. 2011;2011.

RESUMO

Cerca de 3-6% dos recém-nascidos de mães diabéticas (NNMD) apresentam anomalias cardiovasculares. A cardiomiopatia hipertrófica (CMH) é a doença cardíaca mais comum, sendo responsável por 40% das anomalias cardiovasculares. A sua incidência, muitas vezes subestimada devido à frequência de formas assintomáticas, varia entre 30 e 40%. A CMH de NNMD é induzida principalmente pelo hiperinsulinismo fetal secundário à hiperglicemia materna. Caracteriza-se por uma hipertrofia desproporcionada do coração: hipertrofia do septo interventricular (SIV), devido ao seu elevado teor de receptores de insulina, e das paredes ventriculares livres. Clinicamente, a CMH pode ser completamente assintomática, como se vê na ecografia cardíaca, ou manifestar-se como insuficiência cardíaca congestiva devido à obstrução da via de ejeção do ventrículo esquerdo. Qualquer que seja a sua gravidade, a hipertrofia cardíaca é transitória, com resolução ecocardiográfica por volta dos seis meses de idade em todos os casos. O tratamento da MCH envolve a manutenção de uma ingestão adequada de líquidos para assegurar uma pré-carga adequada e bloqueadores β-adrenérgicos para abrandar a frequência cardíaca e maximizar o tempo de enchimento diastólico. Raramente, em casos de instabilidade hemodinâmica grave devido a insuficiência ventricular esquerda e baixo débito cardíaco, pode ser necessário suporte hemodinâmico. A milrinona pode ser útil em casos de HAP associada. A oxigenação por membrana venosa-arterial extracorporal continua a ser o último recurso em caso de débito cardíaco reduzido, apesar de um tratamento adequado.